LA PETITE VÉROLE

DESCRIPTION, TRAITEMENT, PRÉSERVATIFS,

PAR

Jules MACÉ

Lauréat de la Société pour l'Instruction élémentaire.

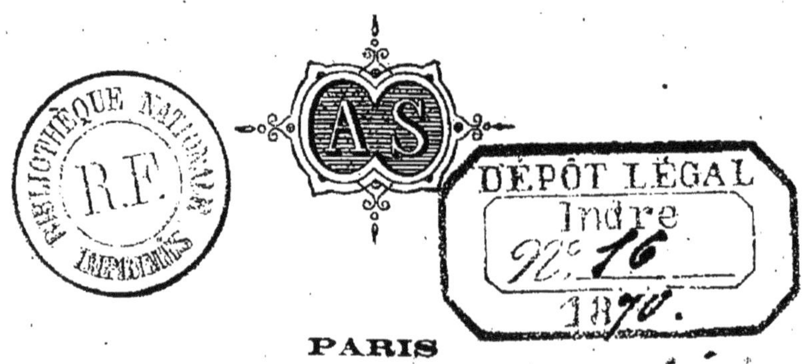

PARIS

André SAGNIER ÉDITEUR 7, Carrefour de l'Odéon, 7 | E. LACHAUD ÉDITEUR 4, Pl. du Théâtre-Français, 4

1870

LA PETITE VÉROLE

AVANT-PROPOS.

Depuis le mois de novembre de 1869, une épidémie de *petite vérole* dont la marche a presque toujours été en augmentant, sévit sur Paris, et à l'heure où nous écrivons cette brochure, le terrible fléau continue sa marche progressive ; de jour en jour, le chiffre de la mortalité augmente, et la petite vérole est en ce moment l'objet de la préoccupation ou plutôt des inquiétudes les plus vives. Cette maladie, sans abandonner Paris, envahit les départements, et en ce moment, Lyon, Marseille, Bordeaux, Rouen et un certain nombre d'autres centres assez importants paient leur tribut à l'épidémie.

Nous saisissons cette occasion pour offrir au public ce petit travail, qui aura son utilité à une époque où le charlatanisme est pour ainsi dire à l'ordre du jour, et où un grand nombre de faiseurs, préconisant chacun de leur côté les remèdes plus ou moins anodins dont ils se font les propagateurs, sont bien plutôt préoccupés par la question d'intérêt personnel, que guidés par les sentiments d'humanité dont les hommes de l'art ne devraient jamais se départir. Il importe donc en ce moment d'éclairer les gens du monde sur la nature de la petite vérole et la valeur des traitements qu'on lui oppose, d'autant plus qu'en présence d'un si grand nombre de remèdes ou de moyens préservatifs, ils ne savent plus auquel avoir confiance et préfèrent s'abstenir que de consulter leur médecin. Dans ce cas, et c'est à tort, ils suivent les conseils donnés par certains journaux complètement étrangers à la science, qui, sans réfléchir à l'immense publicité dont ils jouissent et aux inconvénients des conseils qu'ils donnent n'hésitent pas à dire que « *plus les vaccinations se multiplient, plus la petite vérole augmente.* » Cette assertion pourra paraître spirituelle, mais, dans tous les cas, elle est inexacte, et on peut affirmer que si un grand nombre de revaccinations n'eussent été opérées, la mortalité atteindrait à l'heure qu'il est un chiffre effrayant. Notre travail est le résultat d'études spéciales sur la question : ici, point de réclame, nous restons fidèle aux traditions classiques, nous bornant à un exposé simple et précis de l'histoire, de la marche et du traitement de la maladie et des moyens hygiéniques et préservatifs propres à en diminuer les ravages ; c'est aux ouvrages des médecins de la Faculté de Paris que nous empruntons nos renseignements, c'est en eux que nous avons confiance pour le traitement, qu'ils n'ont adopté qu'après des expériences nombreuses et des succès devant lesquels on est obligé de s'incliner. Nous préférons nous en rapporter aux résultats basés sur l'observation qu'à ceux qui nous sont annoncés par l'empirisme.

Paris, 15 Juillet 1870.

HISTOIRE DE LA MALADIE.

L'origine de la maladie paraît remonter à une époque très-éloignée; un grand nombre d'auteurs assurent que la petite vérole était déjà connue dans l'Inde et en Chine bien longtemps avant l'ère chrétienne. Quoiqu'il en soit, on ne trouve de description exacte de cette affection qui vers la fin du IXme siècle. Un persan, Rhazès, professeur célèbre de l'académie de Bagdad, en parle à cette époque comme d'une maladie déjà connue et décrite avant lui. Dans son traité de la petite vérole, qui renferme quatorze chapitres, on remarque la phrase suivante, qui est la première de l'ouvrage et qui indique que l'affection dont nous nous occupons était déjà connue depuis longtemps : « *Ceux d'entre les médecins qui disent* » *que le grand Galien ne fait aucune mention de la petite vé-* » *role, et qu'il ne connaissait pas cette maladie, n'ont jamais* » *lu ses ouvrages, ou ne l'ont fait que d'une manière très-* » *superficielle, car dans un de ses traités, on trouve : Ceci* » *convient, et doit être mis en usage, de telle et telle manière,* » *même dans la petite vérole.* » Rhazès paraît même un observateur très-exercé et un praticien habile, si on en juge par les quelques lignes suivantes : « *La petite vérole,* » *dont les pustules sont blanches, grosses, discrètes, en petit* » *nombre, dont l'éruption se fait promptement et facilement,* » *sans une chaleur excessive, ni une fièvre trop considérable,* » *sans de grandes inquiétudes ni de grandes anxiétés, et de* » *manière que tous ces symptômes diminuent à mesure qu'elles* » *sortent et cessent entièrement après leur sortie complète;* » *cette petite vérole, dis-je, est bénigne, et l'on en guérit fa-* » *cilement. Les moins dangereuses, après celle-ci, sont celles* » *où les pustules sont blanches et grosses, quoique nombreuses* » *et cohérentes, pourvu toutefois qu'elles sortent facilement,*

» *et que l'éruption diminue l'ardeur de la fièvre et l'inquié-* » *tude du malade.*

» *Il y a une sorte de pustules, qui, quoique blanches et* » *grosses, sont néanmoins mortelles : ce sont celles qui sont* » *confluentes, et qui s'étendent de manière que plusieurs* » *d'elles communiquent ensemble, et occupent un très-grand* » *espace, ou bien celles qui forment des cercles fort étendus,* » *et qui ont une couleur de graisse.* » Comme on le voit, la maladie est exposée avec netteté, mais nous ne pouvons nous étendre plus longtemps sur l'histoire de la petite vérole, cela nous entraînerait dans de trop longs détails; il nous suffira de dire que cette maladie paraît avoir été importée en Europe, lors des invasions des Sarrasins.

DÉFINITION ET CAUSES.

Appelée aussi *variole, small-pox, picote,* la petite vérole est une maladie aigüe et contagieuse, s'accompagnant d'une fièvre plus ou moins intense et de l'éruption à la surface du corps de boutons, ou plutôt de pustules en nombre variable.

Causes. — La principale cause de la maladie est la contagion, soit par les vêtements, soit par l'air, soit par le contact ; on la voit souvent apparaître sous la forme d'épidémie, et les ravages sont d'autant plus considérables qu'elle sévit au milieu de populations nombreuses, les miasmes qui se développent à la surface des pustules envahissant l'air et devenant une cause d'infection ; or, on sait que les miasmes en général, celui de la petite vérole surtout, paraissent résister longtemps à la décomposition, l'exemple suivant en est une preuve : « Le fossoyeur de Chelwood, dans le comté de Som- » merset, ouvrit, le 30 septembre 1752, le tombeau d'un

» homme mort de la variole, et inhumé depuis trente » ans ; la bière qui le renfermait était de chêne et bien » conservée ; l'ouvrier en perça la couverture avec sa » bêche, aussitôt il s'éleva dans l'air une puanteur telle, » que le fossoyeur n'en avait jamais ressenti de pareille. » Parmi les nombreux assistants, quatorze furent » atteints de la variole au bout de quelques jours, et la » maladie s'étendit dans toute la contrée. »

Cet exemple, rapporté par M. Guérard, établit suffisamment le rôle des miasmes dans la production de cette maladie, et, quand nous parlerons du traitement préventif, nous énumérerons les précautions hygiéniques propres à en combattre l'influence. Bien des opinions ont été émises sur les circonstances et les causes favorables au développement de l'épidémie variolique; les uns ont indiqué la chaleur, la sécheresse et la lumière, d'autres, le froid humide, et, au moment où ce livre paraît, on attribue les progrès de l'infection miasmatique à l'absence de grandes bourrasques et à la trop petite quantité d'*ozone* répandue dans l'air; or, l'ozone est de l'oxygène électrisé dont l'effet serait de détruire plus rapidement les végétaux ou les animalcules microscopiques qui constituent les miasmes.

Quant à l'influence de l'âge, on peut affirmer que la petite vérole est surtout une maladie de l'enfance et qu'à mesure qu'on avance en âge, on est moins exposé à la contracter, sans que pour cela on en soit complètement à l'abri, même dans l'extrême vieillesse. Le sexe et le tempérament ne paraissent avoir aucune influence sur l'aptitude à contracter la petite vérole.

SYMPTOMES.

Les symptômes varient, suivant que la maladie suit

une marche *régulière* ou *irrégulière*, et selon qu'elle se présente avec des caractères de *bénignité* ou de *gravité*.

Petite vérole à marche régulière

Période d'incubation. — Le temps pendant lequel la maladie existe à l'état latent, c'est-à-dire la période d'incubation qui précède l'apparition des autres symptômes varie entre 9 à 12 jours en moyenne; on l'a vue se prolonger jusqu'à 25 jours et ne durer quelquefois que 3 ou 4 jours.

Période d'invasion. — C'est presque toujours un frisson plusieurs fois répété qui marque la fin de la période d'incubation et le début de la période d'invasion; on constate alors une chaleur vive de la peau et presque toujours une tendance à la sueur, la langue est blanche, l'appétit a disparu et le malade est en proie à une soif ardente; mais les symptômes les plus constants et les plus significatifs, sont les douleurs dans les reins et le mal de tête.

Les douleurs dans les reins sont très-pénibles à supporter, et, quand elles n'existent pas, on les voit souvent remplacées par une douleur assez vive, une sorte de colique siégeant surtout du côté du creux de l'estomac. Quant au mal de tête, il dure pendant presque toute l'étendue de la période d'invasion, il est parfois très-violent.

Sous l'influence du progrès de la maladie, les forces diminuent peu à peu, le malade est courbaturé, il éprouve dans les membres un sentiment de brisement, des douleurs vagues dans la gorge et dans la poitrine. Les uns sont agités et ne peuvent dormir, les autres sont dans un état de somnolence presque complet, le délire se manifeste quelquefois. Notons encore parmi les symptômes qui précèdent la période de l'éruption : le larmoiement, la difficulté de respirer, les éternuements et les légers rhumes de cerveau, signes qui manquent souvent, mais qui cependant doivent être signalés ; quelquefois aussi on remarque des mouvements convulsifs de la face.

Période de l'éruption. — C'est en général trois jours, quatre jours au plus après le début de l'invasion de la maladie, que l'on voit apparaître des petits points ou des petites taches de couleur rouge et présentant sous le doigt une petite convexité ; ces petits points rouges siègent le plus souvent au menton, au pourtour de la bouche, puis, peu à peu, ils envahissent les joues, le front, et de là gagnent le cou, le tronc et s'étendent jusqu'aux cuisses et aux jambes. Chez les enfants, il arrive fréquemment que les organes sexuels sont envahis par l'éruption ; il n'est pas rare non plus d'observer l'apparition de taches rouges sur les fesses ou dans la région des reins. Il est un fait digne de remarque, et sur lequel nous appelons l'attention, c'est que lorsqu'il existe, dans une partie quelconque du corps, des ulcérations, un cautère ou un vésicatoire, c'est dans leur voisinage qui se développe l'éruption avant de se manifester dans toute autre région.

Les taches dont nous venons de parler sont toujours plus nombreuses à la face que partout ailleurs ; peu à peu elles soulèvent la peau et au bout d'un jour ou deux elles sont transformées en vésicules aplaties, remplies d'une sorte de liquide incolore d'abord, puis blanc jaunâtre ensuite. Le développement de ces pustules suit une marche croissante pendant quatre jours ; elles s'arrondissent, présentent une certaine dureté quand on les presse sous le doigt, un cercle rouge les entoure et au centre de chaque pustule, on remarque une petite dépression ou cavité. Au bout de cette période de quatre jours, la forme des pustules subit de nouvelles modifications ainsi que leur aspect, le cercle rouge qui les entourait devient plus marqué, elles augmentent de volume, prennent la forme hémisphérique, le tissu graisseux situé au-dessous d'elles se gonfle considérablement, surtout dans le voisinage de la bouche, du nez et des yeux ; enfin, les mains et les organes génitaux prennent part à cette tuméfaction : on peut dire alors que la maladie a atteint son apogée, ce qui a ordinairement lieu au huitième jour.

Les membranes muqueuses qui tapissent la bouche, la gorge, les paupières et les organes génitaux externes, ne sont pas à l'abri de l'éruption; on constate à leur surface l'existence de pustules blanches à forme circulaire dont le milieu ne présente pas toujours la dépression dont nous avons parlé précédemment ; ces pustules sont ordinairement le siège d'une douleur vive et persistante.

La fièvre que nous avons signalée au début de la période d'invasion cesse presque toujours quand l'éruption est arrivée à son entier développement, mais on la voit survenir de nouveau au moment où il y a un gonflement général de la peau, c'est à cette époque qu'a lieu la *période de suppuration* ; la fièvre est alors dite *fièvre secondaire* et les phénomènes qui l'accompagnent, en général, sont : la diarrhée, la toux, la salivation abondante causée par la présence dans la bouche d'un grand nombre de pustules, et le délire quand la variole revêt un caractère de gravité. La température augmente en raison de l'intensité de la fièvre, c'est-à-dire que lorsque l'état fébrile est très-marqué, la température marque au thermomètre jusqu'à 41° centigrades.

Période de dessiccation des pustules. — Les pustules se dessèchent vers le dixième jour de leur apparition et, comme cela est facile à prévoir, les premières apparues sont celles qui se dessèchent le plus tôt ; c'est par le centre que s'opère la dessiccation, en cet endroit on voit d'abord apparaître un petit point noir dans le fond de la petite cavité que nous avons déjà signalée, ce point noir envahit la pustule dans toute son étendue, elle devient alors fragile et dure, puis, les croûtes formées par le pus qui s'est coagulé et desséché, tombent peu à peu. Ce sont ordinairement les pustules qui siègent à la face qui se dessèchent les premières ; après elles, viennent les pustules du tronc et des membres. Avant l'époque de la dessiccation, on remarque que le gonflement de la peau diminue peu à peu, et que la coloration que présente le pourtour de chaque pustule tourne au rouge violet.

Quand la petite vérole ne revêt pas un caractère de gravité réelle, la croûte une fois tombée, il reste à sa place une coloration plus ou moins foncée qui disparaît avec le temps, mais si la maladie a été grave, la peau profondément atteinte présente après la guérison une cicatrice d'un blanc mat, que rien ne peut faire disparaître, et même, lorsque les pustules ont été très-nombreuses, les cicatrices devenues irrégulières et sillonnées de points noirs attaquent profondément la peau et altèrent la régularité des traits.

Variole irrégulière.

Varicelle. — La *varicelle* est surtout commune en temps d'épidémie de la petite vérole ; elle se montre de préférence chez les personnes bien vaccinées ou qui ont déjà contracté la petite vérole ; les symptômes qui marquent l'invasion de cette maladie sont la plupart du temps insaisissables, quelquefois on observe un malaise général et de vagues douleurs de tête.

L'éruption est caractérisée par l'apparition de petites vésicules tantôt aplaties, tantôt présentant une petite élevure et remplies d'un liquide transparent, qui, au bout de deux jours revêt l'aspect du lait; ces vésicules sont le siège d'une vive démangeaison et se dessèchent rapidement. Des écailles d'un brun clair recouvrent ces petites pustules dès le sixième jour de leur apparition et tombent au plus tard le dixième jour. Il est rare que ces vésicules apparaissent en même temps dans les diverses régions de la peau.

Quand la varicelle se présente sous la forme de vésicules globuleuses; ces pustules volumineuses et arrondies contiennent une quantité relativement considérable de liquide et, comme elles causent de très-violentes démangeaisons, il importe de ne pas se gratter sous peine de les voir occasionner des cicatrices.

Varioloïde. — Appelée aussi *variole tronquée, variole adultérine, variole bâtarde,* la *varioloïde* n'est autre chose que la petite vérole sous sa forme la plus bénigne; comme la varicelle, on la voit apparaître chez les sujets déjà affectés précédemment de petite vérole ou vaccinés avec succès. Les symptômes sont les mêmes que ceux que nous avons indiqués pour la varicelle. Les pustules sont remarquables en ce qu'elles ne donnent lieu, ni à une coloration rouge très-étendue, ni au boursoufflement de la peau, elles sont tantôt aplaties, tantôt un peu globuleuses; elles ne donnent lieu à aucune fièvre au moment où elles entrent dans la période de suppuration, et en quatre ou cinq jours, elles se recouvrent d'une croûte noirâtre qui tombe rapidement.

Variole noire. — Appelée aussi *variole scorbutique, variole hémorrhagique*, la *variole noire* est une des formes les plus graves de la petite vérole; les symptômes qui l'accompagnent sont les mêmes que ceux que nous avons indiqués pour la petite vérole à marche régulière; mais ces symptômes prennent un degré d'intensité alarmant; ainsi la fièvre est très-marquée, la température du corps très-élevée, et les malades sont en proie, tantôt à un délire très-violent, tantôt à un état de somnolence auquel on a de la peine à les arracher. A cette augmentation de gravité dans les symptômes, il faut ajouter les modifications qu'on remarque du côté des pustules; ainsi, le pus qui y est contenu est souvent mélangé à une certaine quantité de sang, la membrane muqueuse qui tapisse la cavité de la bouche, du nez, du gosier et de la face interne des paupières, est souvent le siége d'un écoulement de sang plus ou moins abondant, ou d'ecchymoses d'une étendue variable; quand la petite vérole est accompagnée des symptômes que nous venons de décrire, on peut dire qu'elle a atteint son plus haut degré de gravité.

Variole maligne. — La petite vérole est dite *variole maligne*, quand l'un des symptômes qui accompagnent cette affection se présente avec une prédominance marquée sur les symptômes concomitants. Tantôt l'excès de violence se manifeste du côté des accidents nerveux, tantôt, au contraire, il y a abattement excessif, prostration complète des forces physiques et intellectuelles.

Maladies qui compliquent la petite vérole.

Maladies de l'œil. — Quand un nombre considé

rable de pustules se sont développées à l'intérieur de l'œil, soit sur la face interne des paupières, soit sur la conjonctive, il peut en résulter diverses maladies capables d'entraîner la perte de la vision, soit qu'elles consistent en une inflammation de la conjonctive ou de la cornée, soit qu'elles amènent l'inflammation de l'iris; alors l'intervention d'un oculiste expérimenté devient indispensable, à cause de la rapidité avec laquelle les accidents les plus graves peuvent se développer du côté de cet organe important.

Rétention d'urine. — Incontinence d'urine. — Orchite varioleuse. — Lorsque la petite vérole donne lieu à un délire marqué, il n'est pas rare de la voir suivie de rétention ou d'incontinence d'urine, inconvénients qui disparaissent avec la maladie et qui n'ont qu'une médiocre gravité. Quant à l'orchite varioleuse, elle est plus à craindre, car elle est presque toujours un symptôme d'une gravité extrême; elle consiste en une inflammation des testicules, inflammation qui donne lieu au développement de petites collections de pus dans le tissu de l'organe.

Maladies des organes de la respiration. — Le développement des pustules dans la cavité du nez ou de la gorge, cause souvent une inflammation qui, s'étendant de proche en proche, est une cause soit de laryngite, soit de bronchite; chez les enfants, on a observé des cas dans lesquels l'inflammation se propageant jusqu'au tissu du poumon, entraînait la mort du sujet.

Nous citerons en passant les complications qui se présentent parfois du côté du cœur et qui consistent, soit dans l'inflammation de la membrane interne ou externe qui tapisse cette organe, soit dans son ramollissement.

Complications du côté de la peau. — Quand la fièvre de suppuration est terminée, il se forme quelquefois dans l'épaisseur de la peau, des petites collections de pus, véritables abcès qui apportent un grand retard à la convalescence; enfin, quand la maladie a été longue, il y a à craindre que la gangrène ne s'empare de la peau dans les endroits qui supportent le poids du corps.

Marche et mode de terminaison de la maladie.

Nous avons indiqué, en étudiant les symptômes, la marche ordinaire de la petite vérole à forme régulière: il peut y avoir des exceptions quant à la durée de la période d'éruption, mais elles sont rares et de peu d'importance. Dans les cas où la maladie se développe en même temps que la vaccine qui a été inoculée pendant l'incubation, la marche de la petite vérole est modifiée favorablement. On peut affirmer que plus l'éruption est abondante et plus la fièvre à laquelle elle donne lieu est intense, plus l'état du malade doit inspirer des inquiétudes. Quand les pustules sont peu nombreuses et le mouvement fébrile peu accentué, il n'y a pas de danger de mort.

La petite vérole noire est celle qui donne lieu aux résultats les plus funestes. Quelle que soit la forme sous laquelle la petite vérole apparaît, il est un fait incontestable, c'est qu'en temps d'épidémie elle est toujours beaucoup plus grave qu'à tout autre moment où elle n'apparaît que comme par hasard. On doit craindre une terminaison funeste, lorsque pendant le cours de la période de suppuration, les symptômes s'aggravent, le malade tombe dans le délire ou la prostration, le pouls devient petit, le malade éprouve des soubresauts, ramène sur lui ses couvertures qu'il tient serrées dans ses mains, et ne peut plus retenir ses excréments.

Des maladies avec lesquelles on peut confondre la petite vérole. — Pronostic de la petite vérole.

Avant la période d'éruption, il est souvent fort difficile de savoir à quelle maladie on a affaire; cependant il y aura beaucoup de probabilités pour établir le diagnostic certain, quand on reconnaîtra qu'il y a une fièvre ardente et des douleurs de tête et de reins très-marquées. On ne confondra pas la petite vérole avec la *scarlatine*: dans cette dernière maladie, les douleurs de reins manquent, mais en revanche il existe une inflammation de l'arrière-bouche qu'on ne trouve pas dans la première période de la petite vérole.

La *rougeole* se distingue de la petite vérole en ce qu'elle est accompagnée de rougeur des yeux avec larmoiement, de rhume de cerveau; les douleurs de reins font également défaut dans la rougeole.

Pronostic. — La petite vérole est très-grave quand elle sévit sur les enfants nouveau-nés; cette gravité disparaît avec l'âge, et chez les enfants âgés de plus de deux ans, elle est déjà beaucoup moins dangereuse. Cette maladie est d'une gravité extrême chez les vieillards, elle amène presque toujours une terminaison fatale.

Il n'est pas sans intérêt de signaler les heureuses modifications que la petite vérole peut apporter sur la marche d'autres maladies antérieures à son apparition. Pour n'en citer qu'un exemple, on a vu des malades atteints de *danse de Saint-Guy*, ayant résisté à tous les traitements en usage contre cette maladie, se trouver complètement guéris après la petite vérole.

TRAITEMENT DE LA PETITE VÉROLE.

Le traitement est *local* ou *général*, selon que la médication est dirigée contre les pustules ou contre l'état général ; il est aussi *préventif*, et alors il consiste en précautions hygiéniques à prendre en temps d'épidémie, pour se mettre autant que possible à l'abri des atteintes du fléau. Nous étudierons donc successivement le *traitement général*, le *traitement des pustules*, l'*hygiène* en temps d'épidémie et la *vaccination*.

Traitement général de la petite vérole à marche régulière. — Autrefois, pour favoriser l'éruption des pustules, on appliquait sur la peau des substances irritantes, on écrasait les malades sous le poids des couvertures et on leur faisait prendre en quantité considérable des boissons chaudes et excitantes ; maintenant on est revenu un peu sur la valeur de ces moyens et, sans les abandonner complètement, on se contente d'entretenir autour du malade une douce température ; les couvertures ne sont pas accumulées de façon à devenir une cause de gêne et on fait prendre au malade des tisanes douces à une température moyenne. Il faut avoir le soin, s'il existe de la constipation, de la combattre par des purgatifs légers, tels que l'eau de Pullna à la dose d'un verre à bordeaux, l'aloès à la dose de 30 centigrammes par jour ; on évitera toute espèce de bruit autour du malade, ainsi que tout ce qui peut éveiller son attention et fatiguer son intelligence ; ces seules précautions suffisent la plupart du temps quand la petite vérole suit une marche régulière. Si les démangeaisons sont trop vives, on mettra le malade dans un bain à une douce température et auquel on aura ajouté un kilogramme de son; de cette manière les croûtes tombent facilement et la démangeaison diminue, on obtient encore ce résultat en faisant des onctions sur la peau avec de la graisse fraîche ou plutôt au moyen d'huile d'amandes douces. Les soins de propreté les plus scrupuleux seront observés, c'est là un point important; mais il est une chose qu'on ne doit pas oublier, c'est d'empêcher le malade de se gratter, si on veut éviter les cicatrices. Quand le malade est d'une constitution robuste et que le sang paraît se porter avec trop d'abondance vers la tête, il faut appliquer des sangsues, soit à l'anus, soit au cou; lorsque le délire est très-prononcé pendant la période de suppuration, on fait prendre au malade des bains tièdes et à l'intérieur on administre une pilule d'extrait gommeux thébaïque à la dose de 5 à 6 centigrammes.

Traitement de la petite vérole à forme irrégulière ou maligne. — Dans le cas dont il s'agit, les médicaments varient avec les symptômes qu'on observe; s'il y a surexcitation exagérée du système nerveux, il faut avoir recours aux médicaments calmants, tels que *l'assa-fœtida* et le *musc* que l'on donne en pilules à la dose de cinq centigrammes par jour. Si au contraire, le malade a perdu ses forces, est abattu ou dans un état de prostration plus ou moins prononcé, on devra lui administrer chaque jour deux ou trois verres de vieux bordeaux et lui faire prendre deux grammes d'extrait mou de quinquina divisés en huit bols. Contre la petite vérole noire, on emploie égalementment le quinquina à la même dose et on donne des boissons légèrement acides, telles que la citronnade et l'orangeade.

De l'acide phénique et de sa valeur dans le traitement de la petite vérole.

Un des médecins les plus distingués de la faculté de Paris, M. Chauffard, a proposé récemment d'employer *l'acide phénique* dans le traitement de la petite vérole. Les succès obtenus, tant par lui que par un grand nombre de ses confrères de Paris et de la province qui ont essayé sa méthode, ont attiré l'attention sur cette nouvelle application de l'acide phénique; aussi, croyons-nous indispensable de consacrer quelques lignes à ce sujet intéressant.

L'acide phénique est un des produits de la distillation de la houille, il agit comme désinfectant avec une efficacité depuis longtemps reconnue, et mis en usage depuis fort longtemps en Angleterre, il a été employé en France il y a quelques années par M. Maisonneuve qui s'en est fait le propagateur. Comment agit l'acide phénique? Il est fort à croire que cette substance a une action destructive puissante sur les animaux et les végétaux microscopiques qui constituent les miasmes. M. le docteur Amédée Tardieu considère l'acide phénique comme le destructeur le plus puissant des miasmes.

Parmi les médecins auxquels les essais de M. Chauffard ont suggéré l'idée d'avoir recours à l'acide phénique, nous citerons M. Besnier, médecin à la maison municipale de santé, qui a obtenu des résultats très-satisfaisants, M. Martinelli, qui n'hésite pas à dire que cette méthode lui a donné des résultats merveilleux, M. Houzelot, médecin en chef de l'hôpital de Meaux qui engage ses confrères à avoir recours à cette méthode. En consultant les résultats accusés par les divers médecins qui ont fait l'essai de l'acide phénique pris à l'intérieur, on constate: 1° Que malgré l'odeur de cette préparation, les malades le prennent sans répugnance ; 2° Qu'il n'occasionne pas de vomissements; 3° Qu'il y a quelquefois une légère diarrhée, mais qu'elle n'offre aucun caractère alarmant ; 4° Qu'il se développe rarement des abcès sous la peau après la chute des croûtes ; 5° Qu'un grand nombre de pustules, enrayées dans leur marche, avortent ; 6° Que la dessication des pustules s'opère avec une grande rapidité; 7° Que les décès sont beaucoup plus rare quand ce traitement a été mis en usage de préférence à tout autre. Voilà donc l'acide phénique admis dans le traitement de la petite vérole, et nous pensons que ce médicament est appelé à rendre de grands services dans un temps d'épidémie comme celui que nous traversons.

A l'Hôtel-Dieu, M. Moissenet emploie la liqueur de Labarraque et en obtient des résultats également avantageux : un litre de cette liqueur pour un bain, dans lequel on place les malades, leur procure un grand soulagement et fait disparaître l'odeur infecte qu'ils exhalent dans la période de suppuration et qui est une cause de contagion assez puissante.

Nous revenons sur l'acide phénique pour indiquer la manière de l'administrer et les doses qu'il convient de donner. C'est au début de l'éruption que ce médicament est administré avec avantage ; on le fait prendre à la dose de *un gramme par jour* dans une *potion gommeuse de* 125 *grammes*; la potion est donnée par cuillerées à bouche de deux heures en deux heures ; on l'emploie aussi à l'extérieur de la manière suivante : on prend une éponge fine imprégnée de la solution suivante : *acide phénique : un gramme ; eau :* 100 *grammes,* et, matin et soir, on passe doucement cette éponge sur toutes les parties du corps.

Traitement des pustules.

On a opposé au développement complet des pustules un grand nombre de méthodes de traitement dans le but de les faire avorter ; il convient de les rapporter ici et d'examiner la valeur de chacune d'elles.

Zimmermann avait employé contre le développement des pustules de la petite vérole, l'*emplâtre de Vigo cum mercurio :* cette méthode était oubliée depuis longtemps, lorsque M. Serres reprit, à l'hôpital de la Pitié, une série d'expériences dont les résultats satisfaisants ont été confirmés par les succès obtenus quelque temps après par MM. Gariel, Briquet, Nonat et Grisolle, à la suite d'un traitement semblable. On procède de la manière suivante : plus les pustules sont prises au début, plus l'efficacité est assurée ; on prend l'emplâtre de Vigo, on le découpe de façon à recouvrir exactement la peau sur laquelle siègent les pustules, et on l'applique, après l'avoir chauffé légèrement à la chaleur des mains. Comme il importe surtout d'empêcher la formation de cicatrices au visage, c'est par la face que l'on commence, et on la recouvrira dans toute son étendue d'un masque qui ne doit laisser à découvert que les yeux, la bouche et les narines ; on a remarqué que de cette façon les pustules qui ne faisaient que débuter avortaient et que celles qui contenaient du liquide ne s'ouvraient pas, leur contenu disparaissant par résorption : celles qui échappent à la résorption sont transformées en vésicules très-petites, presque invisibles. Dans cette médication, la guérison est due à l'action du mercure ; on a essayé vainement d'employer d'autres emplâtres ou des pommades, on n'a pas obtenu les mêmes résultats avantageux; on peut remplacer l'emplâtre par une pommade mercurielle dont l'application est plus facile ; cette pommade est ainsi composée : *onguent napolitain :* 20 *grammes ; poudre d'amidon :* 10 *grammes ;* les pustules doivent être recouvertes d'une couche de 1 millimètre de cette pommade et dans toute leur étendue.

Cautérisation. — Un médecin dont le nom est resté justement célèbre dans la Touraine, M. Bretonneau, traitait les pustules du premier au troisième jour de la façon suivante : il prenait une aiguille d'argent dont la pointe était chargée d'une solution concentrée de pierre infernale et l'introduisait par le sommet de la pustule jusque dans l'intérieur. La pustule ainsi traitée était arrêtée dans son développement et disparaissait beaucoup plus vite, avec cet avantage qu'elle ne laissait pas de cicatrice. M. Velpeau commençait par ouvrir les pustules ; il les cautérisait ensuite avec la pierre infernale ; ces deux méthodes sont avantageuses et exercent une heureuse influence sur la marche de la maladie. Quand les pustules ont pour siège le bord des paupières ou la cornée, il faut éviter de les ouvrir et les toucher simplement avec la pierre infernale.

Collodion. — Les applications de collodion pur ou mélangé avec de l'huile de ricin, ont été employées très-fréquemment, mais n'ont jamais donné de résultats assez satisfaisants pour qu'on en puisse recommander l'usage ; nous en dirons autant de la solution de *gutta-percha*, qui, cependant, empêche les ulcérations qui succèdent à l'éruption.

Il existe encore un grand nombre de topiques dont l'application a été faite avec des succès divers, mais ce n'est pas ici le lieu d'en faire mention à cause du peu d'importance que nous attachons à leur emploi; qu'il nous suffise seulement de rappeler qu'en Égypte, on couvre la face avec des *lames d'or* pour empêcher les cicatrices qui résultent des pustules varioliques.

Vaccin. — Le docteur Eichorn, le premier, a conseillé de pratiquer sur la peau 40 ou 50 incisions, et d'y introduire autant de vaccin qu'on le peut, quand on a reconnu les symptômes qui caractérisent la période d'invasion de la petite vérole, et même quand on voit apparaître les premières pustules; M. Eichorn, qui donne comme preuves à l'appui de sa théorie, un grand nombre de faits convaincants, veut que dans ce cas, on n'emploie que du vaccin pris dans la pustule, et non celui qui a été conservé. Nous regrettons qu'en France on n'ait pas fait un assez grand nombre d'essais, d'autant plus que d'après les observations de MM. Hérard, Tardieu, Rayer et autres médecins distingués, il est avéré que l'éruption causée par la vaccination exerce une influence favorable sur la marche de la petite vérole et qu'il ne faut pas craindre, en temps d'épidémie, de vacciner, même les sujets qui présentent les premiers symptômes de la maladie.

Traitement de la varicelle.

La *varicelle*, dont nous avons étudié précédemment la marche et les symptômes, ne demande aucun traitement actif.

Les malades seront tenus au lit, on entretiendra une douce température dans l'appartement, et les couvertures ne devront pas être trop épaisses ; en même temps on fera, matin et soir, une petite aspersion dans l'appartement, avec la solution suivante : eau 1,000 gr., acide phénique cristallisé 10 gr., afin de détruire les miasmes qui sont répandus dans l'atmosphère de la chambre ; le malade sera tenu à la diète, jusqu'au moment où les pustules se desséchant rapidement viendront à se détacher, et alors on donnera les aliments en augmentant chaque jour la quantité. Il faut avoir soin de surveiller le malade pour empêcher qu'il ne se gratte, car, dans ce cas, les pustules se recouvrent d'une croûte large, longue à se guérir et laissant une cicatrice.

Traitement de la varioloïde.

La *varioloïde* est une maladie qui par elle-même n'offre aucune gravité ; il convient cependant d'observer certaines précautions, et le traitement le plus rationnel est absolument le même que celui que nous venons d'indiquer pour la varicelle.

Traitement des maladies qui compliquent la petite vérole.

Lorsque l'œil est affecté à la suite de la petite vérole, soit que les pustules siègent sur la cornée, soit à la face interne des paupières, il faut se garder de les ouvrir, il est beaucoup préférable de les cautériser avec la pierre infernale, le lendemain et pendant quelques jours ; on achèvera la guérison en instillant, de façon à baigner toute la surface interne des paupières, quelques gouttes du collyre suivant :

Azotate d'argent cristallisé. . . 0,20 centigrammes.
Eau distillée. . . . . 30 grammes.

L'instillation sera renouvelée trois fois par jour.

Quand l'*iris* paraît sous l'influence de l'inflammation, le danger est encore plus grand et on remplacera le collyre que nous venons d'indiquer par le collyre suivant :

Eau distillée. . . . . 30 grammes.
Laudanum de Sydenham. . . . 2 grammes.
Sulfate neutre d'atropine . . . 0,05 centigrammes.

Dans les cas de *rétention d'urine,* le traitement à suivre n'a pour but que de soulager le malade, les accidents de la vessie disparaissant avec les autres symptômes de la petite vérole; mais si, par suite de l'afflux d'une quantité trop considérable d'urine dans la vessie, l'organe se distend outre mesure, il ne faut pas hésiter à introduire une sonde pour soulager le malade et éviter ainsi des accidents graves.

L'incontinence d'urine n'est qu'une complication passagère, il suffit pour en empêcher les inconvénients, de changer le linge du malade et de le tenir constamment dans un grand état de propreté.

Les *maladies des organes de la respiration,* consécutives à la petite vérole, réclament les mêmes soins que lorsqu'elles sont survenues par une autre cause : nous en dirons autant des *maladies du cœur*.

Quant aux *abcès* qui se forment dans l'épaisseur de la peau, il faut les ouvrir avec une lancette et ne pas attendre qu'ils s'ouvrent d'eux-mêmes, sous peine de les voir prendre un développement plus considérable et causer des décollements de la peau dans une étendue assez grande; ils sont alors plus difficiles à faire cicatriser et on a vu des cas dans lesquels ils ont causé la mort par suite de résorption purulente.

La *gangrène* qui envahit certaines parties du corps exige aussi des soins bien entendus, si on ne veut la voir envahir les parties avoisinantes. On fera, cinq ou six fois par jour, un pansement sur les parties malades avec de la charpie fine imprégnée de vin aromatique ou d'eau alcoolisée. On obtient encore de bons résultats en faisant le pansement avec des plumasseaux de charpie recouverts de la pommade suivante :

Axonge fraîche } ââ 20 grammes.
Onguent styrax }

A chaque pansement, la plaie doit être lavée avec le plus grand soin au moyen d'une éponge fine imprégnée d'un mélange d'eau et d'alcool.

DES MOYENS DE SE PRÉSERVER DE LA PETITE VÉROLE.

Les moyens préventifs propres à se préserver de la petite vérole en temps d'épidémie sont de deux sortes : 1° *Les précautions hygiéniques ;* 2° *La vaccination.*

L'exemple du fossoyeur de Chelwood, dont nous avons fait mention en parlant des causes de la petite vérole, est une preuve bien convaincante que les miasmes jouent un rôle important dans la contagion de cette maladie ; pour se préserver de ces miasmes, il existe un grand nombre de moyens simples et souvent efficaces.

En temps d'épidémie, les malades affectés de petite vérole, rejettent, soit par l'exhalation pulmonaire, soit par la peau, une substance animale qui se mélange à l'air que nous respirons, et détermine le germe de la maladie chez quelques sujets présentant une disposition particulière de l'organisme. On comprend pourquoi, en temps d'épidémie, dans les villes où il existe un grand nombre de malades dans les salles d'hôpitaux, le danger de respirer ces miasmes est beaucoup plus grand, aussi doit-on s'entourer de toutes les précautions hygiéniques.

La propreté la plus stricte doit être observée, les appartements seront soigneusement balayés et frottés à la cire tous les jours, on donnera de l'air, en été, en ouvrant plusieurs fois par jour; en hiver, en entretenant constamment du feu de façon à renouveler l'air de l'appartement. Si on a le fâcheux privilége d'habiter dans le voisinage d'un hôpital, ou d'un foyer d'infection variolique, il est plus sûr de faire au moins une fois chaque jour des aspersions avec la solution d'acide phénique que nous avons indiquée précédemment.

Il est prudent de ne pas sortir de chez soi à jeun; lorsque l'estomac est complètement vide, les poumons absorbent beaucoup plus facilement pendant la respiration les miasmes contenus dans l'atmosphère; aussi, dès qu'on est levé, on doit faire un léger repas, prendre soit une tasse de café au lait ou de chocolat, soit une tasse de bouillon. On entretiendra la liberté du ventre au moyen de purgatifs légers, tels que la rhubarbe et l'aloès à la dose de 15 centigrammes mélangés l'un à l'autre; si l'appétit paraît diminuer, il faut avoir recours alors à un purgatif plus énergique et prendre une bouteille d'eau de sedlitz ou une bouteille de limonade, au citrate de magnésie. Les bains sont encore d'un bon effet en hygiène; pris deux fois par semaine, ils enlèvent toutes ces particules invisibles qui flottent dans l'air et viennent peu à peu se déposer sur la peau, et qui jouent peut-être dans la contagion un rôle plus considérable qu'on ne le croit généralement. Enfin, les vêtements et les tentures des appartements doivent aussi être l'objet de l'attention au point de vue de la propreté, les draps et les rideaux de lit surtout doivent être fréquemment remplacés.

Lorsqu'il vient de mourir dans la maison où on habite une personne affectée de petite vérole, on doit plus que jamais avoir recours aux désinfectants et surtout à l'acide phénique ; on engagera de plus la personne préposée à la garde du corps, à lotionner toutes les trois heures le cadavre dans toute son étendue avec la solution suivante :

Eau.	1,000 grammes.
Acide phénique cristallisé. . .	20

La face sera lotionnée d'heure en heure, de telle sorte que les miasmes qui peuvent émaner du cadavre soient détruits presque aussitôt après leur formation. Pour plus de sûreté et pour qu'il en échappe le moins possible à la destruction, on placera dans la chambre du mort des assiettes remplies de la solution désinfectante dont nous venons de parler.

Les personnes que leur profession ou autres exigences sociales mettent en contact avec les varioleux, doivent avoir recours à de fréquentes ablutions, les cheveux surtout doivent être entretenus dans un grand état de propreté ainsi que les vêtements.

Nous ferons la même observation au sujet des convalescents qui viennent d'avoir la petite vérole : ils devront garder la chambre jusqu'à la chûte complète des croûtes et lorsque la desquamation s'est effectuée, ils se baigneront de telle façon qu'il ne reste sur aucune partie du corps, nulle trace ou du moins aucun fragment de ces croûtes, c'est encore dans les cheveux qu'on en trouve le plus, aussi faut-il les faire disparaître au moyen d'un peigne à dents très-rapprochées et faire une friction sur toute l'étendue de la tête au moyen de deux jaunes d'œuf.

Dans ces derniers temps, la *Société médicale des hôpitaux* s'est justement émue des caractères contagieux que présente la petite vérole dans l'épidémie actuelle ; aussi dans sa séance du 25 mars dernier, sur la proposition de M. Bucquoy, le président de cette Société, M. Bergeron, chargea M. Moissenet de youloir bien se faire auprès de l'*Administration de l'assistance publique*, l'interprète des vœux de la Société, pour que l'entrée dans les salles des varioleux soit interdite aux visiteurs dans la mesure du possible.

Dans la séance suivante, le 8 avril, M. Bucquoy rappela que la Société avait formulé un vœu relativement à l'interdiction des visites des personnes étrangères dans les salles des varioleux et qu'on ne paraissait pas en avoir tenu compte.

En effet, M. Brouardel avait constaté que non-seulement on n'avait pas interdit l'entrée des salles de varioleux aux étrangers, mais que les visites y étaient plus communes que partout ailleurs et qu'il arrive très-souvent qu'on rencontre à la visite du matin des étrangers dans les salles. Aussi, dans cette même séance, M. Moutard-Martin soumit à l'approbation de la Société qui l'adopta, une proposition formulée en ces termes :

« La Société médicale des hôpitaux, regrettant la facilité avec laquelle les visites ont lieu dans les salles » des varioleux, appelle de nouveau l'attention de M. le » Dircteur de l'assistance publique sur l'inconvénient » grave de ces visites, et le prie d'en restreindre le nombre, autant que l'humanité le permet. »

Enfin, le 27 mai, M. le docteur Guyot adressa à M. le Président de la Société médicale des hôpitaux, une lettre dans laquelle il développe cette idée que la négligence de l'Administration en ce qui concerne les rapports qui lui ont été adressés, le défaut d'isolement, la mauvaise organisation du transport des malades, leur départ prématuré de l'hôpital, etc., etc., contribuent dans une large proportion à perpétuer l'épidémie de petite vérole qui sévit actuellement et conclut en ces termes :

« Les médecins des hôpitaux prient M. le docteur » Moissenet de porter devant le Conseil de surveillance » les questions relatives à l'isolement des malades » atteints d'effections varioleuses, au transport de ces » malades à l'hôpital et de l'hôpital aux asiles du Vésinet » et de Vincennes. »

L'Administration de l'assistance publique a pris des précautions dont il faut lui savoir gré, mais il ne faut cependant pas se dissimuler qu'il reste encore beaucoup à faire de ce côté.

En temps d'épidémie, dans les villes où une agglomération considérable d'individus rend l'air plus chargé de miasmes et où des rues étroites s'opposent à un renouvellement suffisant de l'atmosphère, les miasmes sont moins rapidement entraînés par les vents, et leur séjour est précisément une cause d'infection; dans ce cas, on répandra deux fois par jour sur la voie publique, surtout dans les rues humides et mal aérées, des substances désinfectantes, telles que l'eau phéniquée dont nous avons indiqué les propriétés.

Enfin, pour terminer ce paragraphe relatif aux mesures hygiéniques qu'il convient de prendre en temps d'épidémie de la *petite vérole*, nous recommandons, lorsqu'il y a dans une maison, un malade affecté de cette maladie, de ne laisser entrer dans l'appartement que les personnes dont la présence est rigoureusement indispensable: on évitera par là bien des cas de contagion.

Vaccine.

Le meilleur traitement que l'on peut opposer à la contagion variolique est la *vaccine*, maladie transmise à l'homme par l'inoculation d'un fluide, le *cow-pox*, contenu dans une pustule qui se développe sur le pis des vaches et qui est caractérisée par l'apparition de quelques pustules accompagnées d'une fièvre légère, Comment l'homme a-t-il été conduit à employer ce moyen pour se préserver de cette affreuse maladie ? C'est ce que nous allons rapporter aussi brièvement que possible.

Vers la fin du siècle dernier, dans le comté de Glocester, à l'ouest de l'Angleterre, un modeste médecin du village de Bukeley, Jenner, dont le nom se recommande pour toujours à l'admiration et à la reconnaissance des hommes, observa que pendant les grandes épidémies de petite vérole qui régnaient chaque année, les personnes occupées aux laiteries et dans les étables à vaches ne contractaient pas la maladie. Cet observation l'engagea à faire des recherches plus suivies sur les causes qui préservaient les personnes et après avoir interrogé les traditions populaires du pays, écouté les récits des gros propriétaires dont les observations corroboraient les siennes, il étudia de près les personnes employées à donner des soins aux vaches. Voici ce qu'il remarqua. Quand une de ces personnes, par suite d'une coupure, d'un coup ou de toute autre cause présente à la main une surface plus ou moins grande dépourvue d'épiderme et qu'elle est chargée de traire une vache atteinte de cow-pox, le pus contenu dans la pustule, venant à se mettre au contact de l'excoriation est absorbé rapidement, entraîné dans la circulation et donne lieu à une éruption tout-à-fait analogue à celle qui constitue le cow-pox; toute personne atteinte de cette façon, devient inhabile à contracter la petite vérole, même quand on la lui inocule. Après avoir bien constaté ces faits, avoir fait de nombreuses expériences, bientôt répétées par Voodville, Simmons et Pearson, Jenner fit proclamer en 1798 la découverte d'un préservatif de la petite vérole. Cette découverte fit rapidement le tour du monde, et on s'aperçut bientôt que dans l'Amérique du Sud et dans l'Inde la vaccination était connue depuis fort longtemps; on sut aussi que dans le pays même de Jenner, dans le comté de Glocester, on avait remarqué avant lui que l'inoculation du cow-pox était un préservatif de la petite vérole; mais Jenner n'avait jamais eu connaissance de ces faits, Jenner a tiré lui-même toutes les déductions qu'il pouvait des faits qu'il observa, il a érigé la vaccination en méthode générale: c'est donc bien à lui que revient la gloire toute entière de la découverte et son nom doit être placé parmi les premiers au nombre des bienfaiteurs de l'humanité.

Vaccin de vache — Le *vaccin de vache* ou *cow-pox* est un liquide dont la saveur est salée et acre, il ne répand aucune odeur; il est transparent, sans couleur et visqueux ; on ne saurait mieux le comparer comme aspect qu'à la sérosité des vésicatoires ; lorsqu'on le laisse au contact de l'air, il s'altère et perd ses propriétés antivarioliques.

Vaccin de cheval ou équine. — Sous le nom de *maladie équine varioliforme*, on a décrit une maladie du cheval, caractérisée par une éruption de pustules sur les jambes et sur la bouche de l'animal ; ces dernières présentent au point de vue de leur développement une certaine analogie avec celles qui se développent sur la membrane muqueuse de la bouche chez l'homme. Au moyen du liquide que contiennent ces pustules, on peut transmettre cette maladie à d'autres chevaux et il résulte de très-nombreuses expériences que ce virus inoculé à l'homme donne lieu au développement de la vaccine et constitue un anti-variolique, maintenant employé par un certain nombre de praticiens.

Vaccin de chèvre ou caprine. — La mamelle des chèvres est quelquefois le siège de pustules semblables à celles qui se développent sur le pis de la vache et dont la cavité renferme un virus, la *caprine*, apte à être inoculé à l'homme et à le préserver de la petite vérole; cette espèce de vaccine est rarement mise en usage dans notre pays; cependant en Italie on en obtient de bons résultats.

Vaccin humain ou de bras à bras. — Le vaccin humain est celui que l'on prend sur les pustules qui se développent sur l'homme après la vaccination, on le désigne encore sous le nom de *vaccin d'enfant*, *vaccin de bras à bras*; c'est celui qui est employé le plus souvent en ce moment, malgré la confiance qui a été accordée pendant un certain temps au vaccin de génisse et qui tend à diminuer de jour en jour. Quel vaccin doit-on choisir pour vacciner? Depuis six mois, cette question est à l'ordre du jour, on discute à l'académie, on discute au gymnase Paz, on discute partout et on n'est pas encore arrivé à formuler une réponse nette et précise à ce sujet. Quant à nous, nous émettons les opinions suivantes :

1° Le cow-pox développé spontanément sur le pis de la vache possède au plus haut degré la propriété anti-variolique;

2° Le vaccin développé sur les génisses que l'on vaccine, n'a pas, à beaucoup près, l'efficacité du cow-pox spontané et ne vaut pas le vaccin d'enfant pris sur des pustules bien fournies;

3° Le vaccin d'enfant pris sur un sujet qui n'est pas

nfecté par la syphilis est préférable aux précédents : n'offre pas les dangers du cow-pox naturel, dont l'inoculation peut quelquefois entraîner des accidents graves à cause de son excès d'énergie ; le vaccin d'enfant a plus d'efficacité variolique que le vaccin de génisse.

4° Le vaccin de bras à bras qui a servi à plusieurs générations, perd peu à peu ses propriétés et doit être renouvelé à certaines époques au moyen du cow-pox spontané, dont on peut diminuer l'énergie en l'inoculant à d'autres génisses avant de s'en servir pour l'homme.

« Un seul fait, dit Grisolle, appuie d'une manière » assez solide cette opinion de l'affaiblissement du virus » en passant à travers les générations : c'est que la » proportion moyenne des vaccinations faites avec suc- » cès sur des sujets de vingt-un ans, de 1833 à 1839, a » été tous les ans en croissant, ce qui porte à admettre » qu'aux années correspondantes, dans lesquelles ces » sujets ont été vaccinés, la puissance du virus allait en » s'affaiblissant d'année en année. »

L'administration ne devrait-elle pas veiller à ce que le vaccin conservât sa vertu préservatrice ? Il serait si facile d'organiser un comité de vaccine chargé d'avoir recours au cow-pox spontané, qui n'est pas rare, si on voulait se donner la peine de chercher, pour renouveler le vaccin devenu trop faible.

Comme nous tenons avant tout à observer la plus stricte impartialité, nous dirons que le vaccin de génisse, malgré son infériorité relative, donnerait de meilleurs résultats s'il était employé d'une façon plus adroite. Il ne suffit pas d'avoir une pustule et d'en faire sortir au moyen d'une pince une grande quantité de sérosité ; chaque pustule suffit à peine pour remplir deux ou trois tubes et on ne doit la comprimer que très-légèrement et non pas se servir de pinces à torsion, comme on le fait généralement ; c'est le cinquième ou sixième jour après la vaccination qu'il faut ouvrir la pustule pour en recueillir le contenu.

On a blâmé l'usage du vaccin humain sous le prétexte qu'il y aurait danger de transmettre la syphilis en inoculant ce vaccin à un enfant, si celui qui l'a fourni est affecté de cette maladie. Malgré les cas trop nombreux qui ont provoqué cette hostilité contre l'emploi du vaccin humain, nous n'hésitons pas à dire que cette objection n'est pas sérieuse ; il est toujours facile de s'assurer si celui dont on va prendre le vaccin est affecté de syphilis, et, si c'est un enfant, on peut en interrogeant les parents savoir s'il y a chez lui syphilis héréditaire. Nous dirons plus, étant admis que la personne vaccinée est affectée de syphilis, il est très-facile de ne pas inoculer la maladie, tout en inoculant le vaccin qu'elle fournit; pour cela, il suffit d'ouvrir la pustule sans la faire saigner et de ne prendre absolument que le pus qui y est contenu, et alors le virus syphilitique a perdu ses propriétés contagieuses.

Préjugés contre la vaccination. — Beaucoup de personnes refusent de se faire revacciner, les unes par indifférence, les autres par peur de contracter d'autres maladies, telles que le charbon, la fièvre typhoïde, la phthisie, etc. etc., les autres parce qu'elles ont lu dans des journaux que la vaccination était un véritable danger. Ce sont là autant d'erreurs qu'il convient de combattre dans l'intérêt de l'humanité, et si la petite vérole est une des rares maladies auxquelles on peut opposer un traitement préventif, qu'on ne vienne pas en nier l'efficacité.

L'indifférence en pareille matière est inexcusable : on ne comprend pas en effet que, pour éviter quelques piqûres insignifiantes, on s'expose à une maladie grave qui, si elle ne vous conduit à la mort, peut au moins défigurer d'une façon plus ou moins hideuse.

Quant aux maladies qui peuvent être inoculées en même temps que la vaccine, le fait est complètement inexact, personne ne peut affirmer en avoir rencontré un seul cas authentique.

Il nous reste à parler des journaux qui blâment la vaccination ou qui du moins la déconsidèrent à la légère et causent de cette façon un préjudice à la société en détournant les individus de l'emploi d'une mesure salutaire.

L'un de ces journaux que nous préférons ne pas nommer, après avoir donné le bulletin des décès de varioleux et constaté la recrudescence de la maladie, terminait son article par les réflexions suivantes :

« Le public et les médecins en sont à se demander si » cette masse d'individus vaccinés et revaccinés depuis » trois mois, ne constituent pas par eux-mêmes un véri- » table foyer épidémique.

» Ce serait curieux, mais peu drôle. »

Un praticien distingué, M. le docteur Pellarin, répondit dans l'*Union médicale* à cette boutade faite à la légère, dans les termes suivants :

« Peut-on s'exposer ainsi de gaîté de cœur, dans » l'ignorance complète des propriétés et des effets pos- » sibles du vaccin, à préparer de nouvelles victimes à la » petite vérole, en détournant le public du seul moyen » de préservation efficace.

» Quel est donc le médecin ou l'observateur éclairé » qui a jamais vu la vaccine développer un cas de variole? » Combien parmi les personnes qui ont succombé dans » ces derniers temps à l'épidémie, combien dis-je, en » pourrait-on citer qui eussent été revaccinées avec » succès depuis une époque récente ? Pas une peut-être.

» Il n'y a qu'un seul moyen de mettre fin à l'épidémie
» dont, avec raison, l'on se préoccupe, mais sur laquelle
» tant d'incompétents lançent au hasard des ragots
» très-dangereux : ce moyen, c'est l'emploi *généra-*
» *lisé* de la revaccination à partir de l'âge de 10 ou
» 12 ans.

» La facilité en est offerte à toute la population de
» Paris, pauvre comme riche, puisqu'on vaccine et re-
» vaccine gratuitement dans les mairies, à l'Académie de
» médecine, dans les hôpitaux, etc.

» Ceux qui, sans rien connaître à la question, sèment
» des préventions contre cette pratique salutaire, font
» œuvre de mauvais citoyens et commettent, sans y
» prendre garde, par jeu d'esprit et boutade fantaisiste,
» un crime de lèse-humanité.

» Quant à la préférence à donner au vaccin d'enfant ou
» au vaccin de génisse, on peut affirmer que l'un et
» l'autre sont bons, que le danger de la transmission de
» certaines maladies, par le premier, est à peu près nul,
» et se trouve complètement écarté, pour peu que le
» médecin vaccinateur apporte d'attention à recueillir le
» liquide qu'il doit inoculer. On peut donc recourir pa-
» reillement au vaccin humain ou au vaccin animal.
» Cependant il résulte d'observations déjà très-nom-
» breuses que le dernier, le vaccin pris sur la génisse,
» réussit moins souvent dans les revaccinations. »

Les opinions émises par M. Ch. Pellarin sont en tout point conformes à l'observation et au bon sens ; on ne saurait trop se rallier à son opinion et combattre les adversaires de la vaccination, nous terminerons en disant comme lui que : « ce ne peut être que la routine qui, après une bienfaisante épreuve de quatre-vingts années, tente aujourd'hui d'élever la voix contre la précieuse découverte de Jenner. »

Durée de la vertu préservatrice du vaccin. — Il résulte des faits observés jusqu'ici que la vaccination est presque toujours, lorsqu'elle a été pratiquée dans de bonnes conditions, un préservatif aussi sûr que la variole elle-même pour ceux qui en ont déjà été affectés. «Il » faut donc admettre, dit M. Stembrenner, (et c'est un » grand sujet de tranquillité) que la grande majorité des » vaccinés se trouve réellement préservée de la variole : » mais en même temps nous ne pouvons nous dissimuler » qu'une minorité d'un chiffre imposant ne jouit pas des » mêmes bénifices d'une vaccine également présumée » bonne. Le danger est assez réel pour éveiller de justes » sollicitudes et faire craindre la variole à chaque vac» ciné. »

Il est généralement admis que lorsque la vaccination ne doit pas être préservatrice, elle n'est pas suivie de réaction ; ajoutons encore à cela la *non réceptivité,* ou inaptitude à contracter la vaccine qui existe quelquefois chez les enfants, quand on les vaccine et qui peut disparaître peu de temps après. Dans certains cas où la vaccine avait passé par toutes ses phases normales, la variole a été contractée, la proportion de ces cas est extrêmement faible et, si la vaccination n'a pas empêché la contagion, on peut du moins dire qu'elle exerce une heureuse influence sur l'intensité et sur la terminaison de la maladie, à tel point que la variole contractée dans ces conditions ne doit pas être considérée comme une affection sérieuse.

Quoiqu'il en soit, à cause des caractères tout particuliers que revêt l'épidémie actuelle, nous ne saurions trop recommander d'avoir recours aux revaccinations, car la contagion acquiert une puissance beaucoup plus grande et peut atteindre certaines personnes qui en temps ordinaire seraient à l'abri du danger ; le seul moyen d'éviter la recrudescence dans la mortalité est de se faire revacciner en masse, et du jour ou il n'y aura plus personne à revacciner dans Paris, le fléau disparaîtra nécessairement. Les revaccinations doivent être faites de douze en douze ans.

Revaccinations multiples sur une même personne. — Quand l'inoculation du vaccin n'a donné aucun résultat sur un sujet, il faut faire de nouvelles vaccinations à des intervalles assez rapprochés jusqu'à ce que l'inoculation produise quelque chose; cependant, si des revaccinations nombreuses, faites dans de bonnes conditions, avec du vaccin de bonne qualité, ne donnent pas ce qu'on en attend, on peut suspendre les tentatives d'inoculation pendant quatre ou cinq ans, excepté dans le cas où il y aurait une épidémie, et alors il faudrait se hâter de vacciner de nouveau.

En temps d'épidémie, on ne doit pas seulement revacciner ceux qui l'ont été depuis dix ans avec succès, mais ceux-là même qui l'ont été depuis quelques mois seulement. Nous ferons observer, avec M. Steimbrenner, « qu'il » n'y a aucun inconvénient à revacciner inutilement, et » l'on aurait de grands regrets si, faute d'avoir pris cette » mesure, on voyait succomber un seul individu. Ce » sont des effets qui peuvent avoir un résultat utile, et » dès lors on ne doit pas les négliger.»

L'effet préservatif du vaccin est acquis en général onze jours après l'inoculation; on peut affirmer que, si le vaccin est de bonne qualité, l'action préservatrice a lieu dans tous les cas après le treizième jour. M. Bousquet assigne à l'influence préservatrice du vaccin une action beaucoup plus prompte; il affirme que son action se produit pendant la période d'inoculation, et qu'il a obtenu des effets préservatifs tout en cautérisant les pustules vaccinales dès leur apparition.

De la conservation du vaccin. — Il existe diverses méthodes de conservation du vaccin.

Jenner faisait entrer tout le liquide d'une pustule vaccinale dans une petite cavité placée au milieu d'une plaque de verre sur laquelle il en appliquait une autre; on a renoncé à ce procédé, parce qu'il reste une petite quantité d'air en contact avec le vaccin, ce qui a pour effet d'altérer sa qualité et de compromettre son action préservatrice.

M. Fiard, le premier, a employé des tubes dont le diamètre est de un demi-millimètre environ et dont l'une des extrémités forme une ampoule. La chaleur de la main dilate l'air de l'ampoule, on applique alors l'extrémité libre du tube dans la masse du fluide vaccinal, on retire la main et alors l'air contenu dans l'ampoule reprenant son volume normal et raréfié par la dilatation entraîne dans le tube une quantité suffisante de vaccin ; cette méthode a le défaut de laisser encore le vaccin au contact d'une petite quantité d'air.

Le meilleur procédé pour conserver le vaccin est celui de M. Bretonneau ; ce praticien employait des tubes capillaires renflés à la partie médiane. En vertu de la capillarité , ces tubes mis en présence du liquide vaccinal s'en remplissent d'eux-mêmes et complètement ; il ne reste plus qu'à les souder aux deux extrémités pour avoir du vaccin complètement à l'abri de l'air.

Quant on ne veut pas conserver le vaccin trop longtemps, il suffit de prendre deux petites plaques de verre de même dimension, on ouvre la pustule, on applique sur elle le milieu de chaque plaque et on les place ensuite l'une contre l'autre, de façon que les parties humides se trouvent en contact l'une avec l'autre ; en les enveloppant ensuite dans une feuille d'étain, on met le vaccin à l'abri de l'air.

On conserve encore le vaccin sur l'extrémité d'une lancette dont la lame présente une petite gouttière, sur des plumes d'oies taillées en cure-dents, sur des pointes d'écaille, d'ivoire, etc, etc.

Choix du sujet sur lequel on doit prendre le vaccin. — Il convient, en général, de ne prendre du vaccin que sur des enfants ou des sujets bien constitués, ne présentant aucune trace de maladie; on s'informera avec soin de la santé du père et de la mère, et on se livrera à un examen attentif du corps du sujet, afin d'être bien convaincu qu'il n'existe chez lui aucune trace d'affection syphilitique. N'oublions par toutefois d'ajouter qu'en temps d'épidémie, alors qu'il est très-difficile de se procurer du vaccin, il ne faut pas hésiter à en prendre sur des sujets d'apparence chétive, pourvu qu'ils ne soient pas atteints de maladies contagieuses: on a vu du virus pris sur ces individus donner de très-bons résultats.

C'est du quatrième au sixième jour qu'il faut retirer le vaccin; après cette époque, il perd en partie ses qualités préservatrices et peut donner lieu à la formation d'un phlegmon quand on l'inocule. Le fluide vaccinal contenu dans la pustule doit être visqueux et transparent; cependant le vaccin dont l'aspect est trouble peut aussi être employé, quoiqu'il ne soit pas tout à fait d'aussi bonne qualité.

Des conditions dans lesquelles doit se trouver la personne que l'on vaccine. — La vaccination s'opère mieux chez les enfants que chez les autres sujets; cependant on ne doit pas vacciner immédiatement après la naissance. L'inoculation est suivie bien plus souvent de bons résultats vers l'âge de trois mois que dans le laps de temps qui précède cette époque, la *receptivité* n'étant pas alors suffisamment développée; de plus, les pustules ne se développent pas aussi bien, et la fièvre qui suit cette opération peut amener des troubles graves dans l'état de leur santé ; il est inutile d'ajouter qu'en temps d'épidémie, il ne faut pas s'arrêter à ces considérations et vacciner quand même.

Quant aux personnes qui ont atteint un âge plus avancé, il ne faut pas craindre de les vacciner malgré l'existence de maladies chroniques, et malgré l'avantage qu'il y a à vacciner quand ils sont en bonne santé, il est encore préférable, s'il y a épidémie, de vacciner même ceux qui sont sous le coup d'affections aigües graves.

En temps ordinaire, on doit choisir pour vacciner un temps calme, c'est-à-dire éviter les grandes chaleurs et les rabaissements de température trop considérables.

Manière d'opérer. — Pour inoculer la vaccin, il ne reste qu'une seule méthode dans la pratique : c'est *l'inoculation par piqûre,* les autres ont été abandonnées.

L'inoculation par piqûre se fait, soit au moyen d'une aiguille d'or, d'argent, d'acier ou de platine dont la pointe présente une gouttière pour recevoir le vaccin, soit au moyen d'une lancette: celle qu'on doit préférer est la lancette en forme de grain d'avoine, munie d'une gouttière. On charge la lancette de vaccin et après avoir tendu doucement la peau, on introduit un peu obliquement l'instrument sous l'épiderme; on le fait osciller quelque temps dans la petite plaie afin que le virus s'y dépose suffisamment et on retire l'instrument en pressant avec le doigt sur le lieu de la piqûre pour empêcher que le virus ne ressorte. On peut enfoncer la lancette de la longueur d'un millimètre à un millimètre et demi, cependant on évitera avec soin de faire sortir du sang, parce que cet écoulement entraîne le vaccin avec lui. Chez les enfants dont la peau fine saigne facilement, les piqûres doivent être beaucoup plus superficielles. Après chaque piqûre il convient de charger de nouveau la lancette après l'avoir essuyée.

C'est en général au bras que l'on vaccine, cependant toutes les parties du corps sont aptes à l'inoculation et souvent on choisit pour cette petite opération la région des reins : on vaccine également au-dessus du genou.

Quand on se sert du vaccin en plaques, on l'humecte au moyen d'une goutte d'eau et on le dissout en l'agitant avec la pointe d'une lancette, jusqu'à ce qu'il ne s'y rencontre plus de grumeaux.

Si on emploie le vaccin en tubes, il suffit de remplir les deux extrémités ; on souffle par l'un des bouts et le vaccin sortant par l'autre extrémité est recueilli sur une lame de verre ou sur une pièce d'or.

Le nombre des piqûres à faire est variable selon les sujets que l'on vaccine; chez les enfants, trois piqûres suffisent généralement, mais chez les personnes qui ont déjà été vaccinées, on peut sans craindre pratiquer six piqûres à chaque bras, pour augmenter les chances de succès.

La vaccination pratiquée, il est inutile d'appliquer sur le bras des appareils ou un pansement, il faut seulement éviter de mettre le lieu où ont été faites les piqûres au contact de tissus grossiers dont le frottement pourrait amener une inflammation; on évitera aussi les vêtements trop serrés. Excepté quand il fait très froid, les vaccinés peuvent vaquer à leurs occupations comme à l'ordinaire, ils n'ont d'ailleurs rien à changer dans leur régime ordinaire. Lorsque la fièvre se développe, c'est-à-dire vers le huitième jour, il faut que le revacciné garde la chambre, à moins qu'il ne fasse très-beau temps; il mangera peu et on lui fera prendre des boissons rafraîchissantes. Quand les pustules s'ulcèrent, il faut, pour en hâter la cicatrisation et prévenir l'inflammation, les recouvrir de petits cataplasmes de fécules. Il est de bonne précaution de revacciner quelque temps après, lorsque ces pustules se sont ulcérées avant le septième jour, car on peut craindre que la vaccination ne soit pas préservatrice dans ce cas.

Inoculation de la petite vérole. — On a été conduit à pratiquer l'inoculation de la petite vérole en se fondant sur ce principe incontestable : que la maladie, quand elle est communiquée, est loin de présenter la même gravité que lorsqu'elle survient spontanément ; on avait recours à cette méthode avant la découverte de la vaccine, et on peut affirmer qu'elle a rendu et peut rendre encore d'immenses services.

« On prenait, dit Grisolle, le pus variolique chez un « sujet d'une bonne constitution et ne présentant qu'une « variole directe, sans aucune complication ; on opérait « le sujet dans de bonnes conditions de santé, à moins « qu'on ne redoutât l'influence épidémique, et l'on « tâchait par là d'obtenir une variole bénigne. Quant à « l'opération, elle est semblable à la vaccination. Je ne « suis entré dans ces détails que parce que le praticien « pouvant se trouver sans vaccin dans les circonstances « où il est nécessaire de prémunir les sujets contre la « variole, ils ont encore un certain degré d'utilité. Toutes « les fois qu'on peut se procurer du vaccin, on ne pense « pas un seul instant à recourir à ce procédé, que quel« ques auteurs ont vivement attaqué, mais à tort, car il a, « pendant un assez long temps, rendu de grands services « bien qu'il ne fût pas exempt d'inconvénients, comme « tant d'autres moyens qu'on ne rejette pas pour cela. »

L'inoculation de la petite vérole est un moyen préservatif depuis longtemps mis en usage. « On sait, disent » Valentin et Dezoteux, qu'en Géorgie, en Circassie et en » Arabie, des femmes obscures pratiquèrent d'abord » l'inoculation de la petite vérole. Elle fut le produit du » vil intérêt et de la sordide avarice, et non celui d'une » science réfléchie. Les Géorgiens, les Circassiens et » quelques autres peuples de l'Orient la mirent, dit-on, » en usage pour sauver la beauté de leurs filles, et les » soustraire aux ravages qui, portant atteinte à la beauté, » diminuaient beaucoup le commerce infâme que ces » peuples sont dans l'usage de faire, en vendant leurs » enfants pour fournir le harem du sultan de l'Asie. »

Après un assez long séjour à Constantinople, où elle put apprécier les bienfaits de cette méthode, lady Worthley Montaigu l'introduisit en Angleterre en 1721. L'inoculation se répandit bientôt avec une très-grande rapidité dans toutes les parties du royaume de la Grande-Bretagne; l'Amérique et les colonies anglaises l'adoptèrent avec enthousiasme, et elle s'introduisit en France, mais non sans peine. Elle eut à soutenir dans notre pays une lutte acharnée contre l'ignorance et le fanatisme de ceux qui prétendaient que ce moyen de diminuer les chances de mortalité était une atteinte portée aux droits de Dieu. Voltaire, d'Alembert, la Condamine et un grand nombre d'autres philosophes du XVIIIme siècle défendaient avec énergie l'inoculation, ce qui n'empêcha pas le Parlement de lancer contre elle un arrêt de proscription, qui heureusement fut bientôt annulé, un arrêt postérieur en autorisant quelque temps après la pratique. De nos jours, le vaccin a remplacé cette méthode, avec avantage il est vrai, mais en temps d'épidémie, faute de vaccin de bonne qualité, l'inoculation pourrait être encore utilement appliquée.

TABLE DES MATIÈRES.

VII. — **Marche et modes de terminaison de la maladie.** — Influence de la vaccination sur la marche de la maladie, des symptômes alarmants.

VIII. — **Des maladies qu'il convient de ne pas confondre avec la petite vérole. — Pronostic de la petite vérole.** — Différences qui existent entre la petite vérole et la scarlatine, entre la petite vérole et la rougeole, signes particuliers à chacune de ces affections. — *Pronostic :* extrême enfance, extrême vieillesse, influence de la petite vérole sur certaines maladies préexistantes, la danse de Saint-Guy.

IX. — **Traitement de la petite vérole.** — Local, général, préservatif. *Traitement général de la petite vérole à marche régulière :* température, couvertures, tisanes, purgatifs légers, silence. — *Traitement local:* bains, onctions, soins de propreté, cas dans lesquels il convient de faire une application de sangsues. — Délire. — *Traitement de la petite vérole à forme irrégulière ou maligne — Médication variable avec les symptômes :* assa-fœtida, musc, vin de Bordeaux, extrait mou de quinquina, citronade, orangeade.

X. — **De l'acide phénique et de sa valeur dans le traitement de la petite vérole.** — Propriétés de l'acide phénique. — MM. Maisonneuve, Amédée Tardieu. — Expériences de MM. Chauffard, Martinelli, Houzelot. — La liqueur de Labarraque. — Manière d'administrer l'acide phénique en potion et en lotions.

XI. — **Traitement des pustules.** — *Divers procédés :* emplâtre de Vigo *cum mercurio*, onguent napolitain, cautérisation, méthode de MM. Bretonneau et Velpeau. — Collodion. — Solution de gutta-percha. — Lames d'or. Vaccin à haute dose. — Expériences de MM. Hérard, Tardieu, Rayer.

XII. — **Traitement de la varicelle.** — Séjour au lit, température de l'appartement, aspersions d'eau phéniquée, diète.

XIII. — **Traitement de la Varioloïde.**

XIV. — **Traitement des maladies qui compliquent la petite vérole.** — *Pustules des yeux :* leur traitement. — *Inflammation de l'iris :* son traitement. — *Rétention et incontinence d'urine :* moyens que l'on doit leur opposer. — Maladies des organes de la respiration. — Maladies du cœur. — *Abcès :* leur traitement. — *Gangrène :* soins qu'elle exige.

XV. — **Des moyens de se préserver de la petite vérole.** — Soins hygiéniques, propreté, voisinage d'un hôpital, alimentation, bains, vêtements, objets de literie, des précautions à prendre dans une maison où meurt une personne atteinte de petite vérole. — Précautions que doivent prendre les personnes qui sont en contact avec les varioleux. — *Convalescents ;* précautions qu'ils doivent prendre avant de sortir. — Interdiction aux visiteurs de l'entrée des salles de varioleux.

dans les hôpitaux ; la Société médicale des hôpitaux. — Défaut d'isolement, transport des malades, départ prématuré de l'hôpital. — Salubrité publique.

XVI. — **Vaccine.** — Définition. — Jenner. — Vaccin de vache ou cow-pox ; ses caractères. — Vaccin de cheval ou équine ; maladie équine varioliforme. — Valeur comparative des différents vaccins. — Renouvellement du vaccin. — Syphilis vaccinale. — *Préjugés contre la vaccination :* indifférence, crainte de contracter d'autres affections ; propagande anti-vaccinale de la presse légère, réponse du docteur Pellarin. — *Durée de la vertu préservatrice du vaccin.* — Revaccination. — *Revaccinations multiples sur une seule personne.* — Époque à laquelle commence l'action préservatrice du vaccin. — *De la conservation du vaccin.* — Plaque de Jenner, tubes de Fiard, de Bretonneau, plaques de verre, plumes d'oie, d'ivoire, d'écaille. — *Choix du sujet sur lequel on doit prendre le vaccin.* — Époque à laquelle on doit recueillir le vaccin. — Caractères du bon vaccin. — *Des conditions dans lesquelles doit se trouver la personne que l'on vaccine.* — *Manière d'opérer :* inoculation par piqûre, aiguille d'or, d'argent, d'acier, lancette à grain d'avoine, procédé opératoire ; nombre des piqûres. — Précautions à prendre après la vaccination.

XVII. — **Inoculation de la petite vérole.** — Services que cette méthode a rendus. — Histoire de l'inoculation : les matrones de Géorgie, de Circassie et d'Arabie. — Lady Worthley Montaigu. — L'inoculation en France et le fanatisme du clergé. — Les philosophes du XVIIIe siècle et les arrêts du Parlement.

FIN.

Châteauroux — Imp. A. Nuret

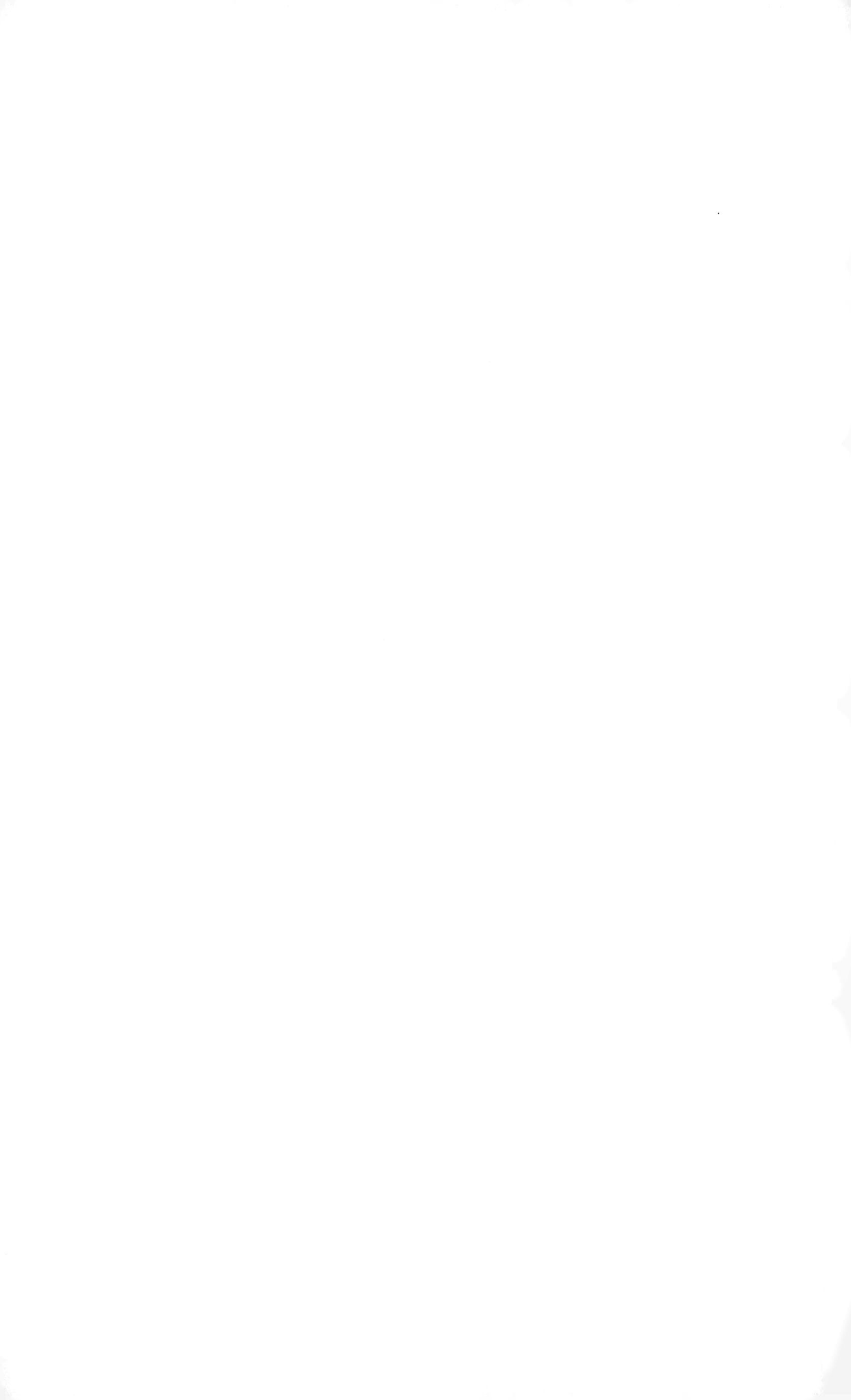

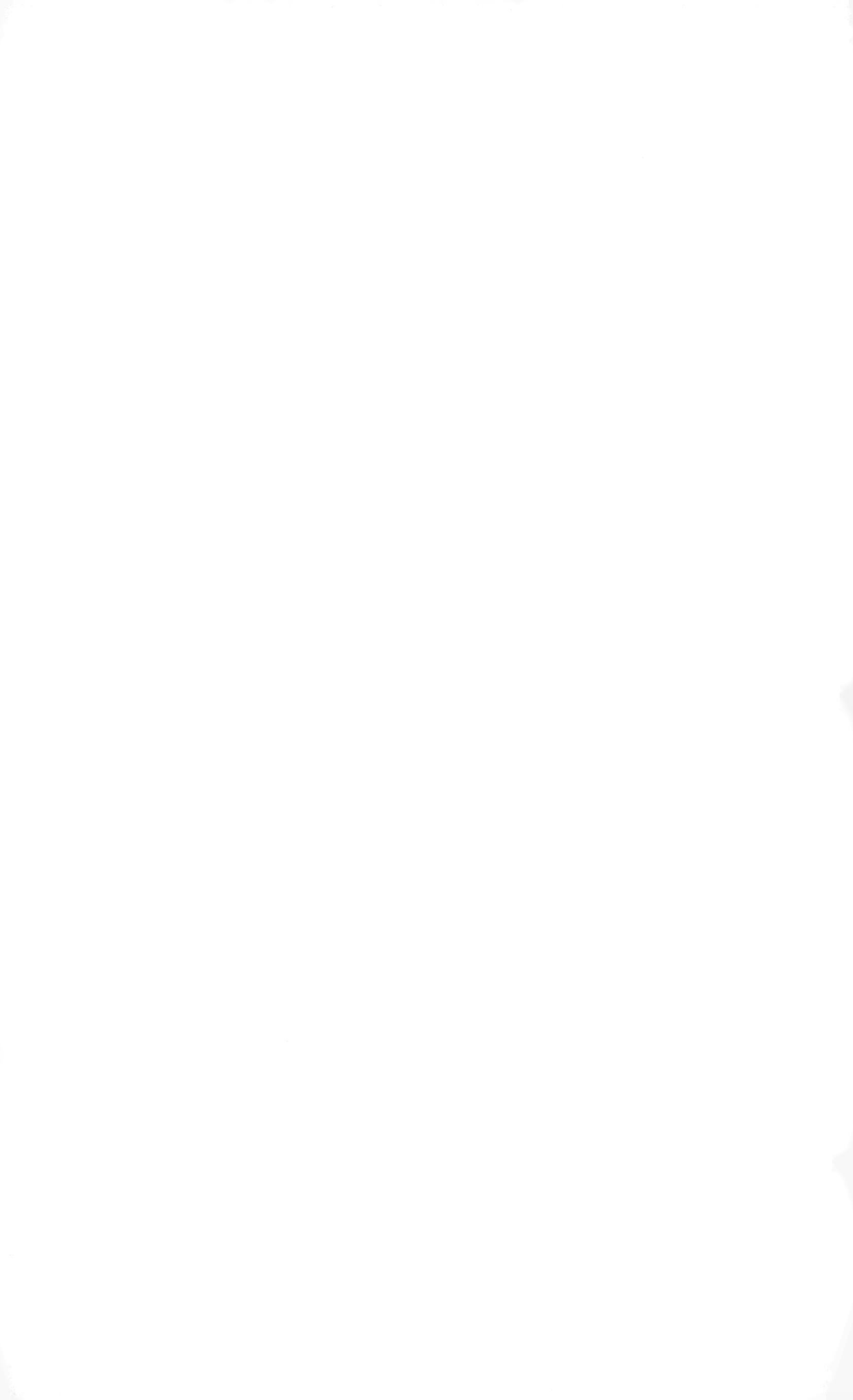

www.ingramcontent.com/pod-product-compliance
Ingram Content Group UK Ltd.
Pitfield, Milton Keynes, MK11 3LW, UK
UKHW022146190726
13855UKWH00004B/1361